DE L'ÉTAT ACTUEL

DU TRAITEMENT

DES

MALADIES DE L'OREILLE

DE L'ÉTAT ACTUEL

DU TRAITEMENT

DES

MALADIES DE L'OREILLE

PAR

LE DR L. DELEAU

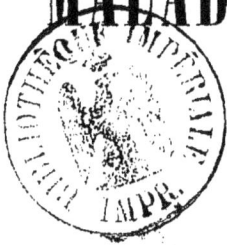

Mémoire lu le 1er octobre 1863

au Congrès médico-chirurgical de Rouen

PARIS

A. PARENT, IMPRIMEUR DE LA FACULTÉ DE MÉDECINE,

31, RUE MONSIEUR-LE-PRINCE, 31.

—

1863

DE L'ÉTAT ACTUEL

DU TRAITEMENT

DES

MALADIES DE L'OREILLE

MESSIEURS,

De toutes les maladies, celles de l'oreille, vous le savez, sont celles qui ont persisté le plus longtemps à rester en dehors de la science et à être traitées par des moyens empiriques ; abandonnées de temps immémorial aux soins d'hommes ignorants et complétement étrangers aux connaissances médicales, elles ne sont entrées que fort tard dans le véritable domaine de l'art, et, grâce aux efforts de quelques modernes, elles forment aujourd'hui une de ses branches les plus importantes, et font le sujet d'une spécialité à laquelle ne craignent pas de se livrer des hommes qui occupent des positions des plus honorables dans la pratique médicale.

Cependant, il faut l'avouer, si le traitement de ces maladies a cessé de consister en injections huileuses ou aqueuses de nature aussi diverse que bizarre, dirigées dans le conduit auditif externe, dont l'embarras ou l'obstruction étaient anciennement considérés comme les seules causes de toute surdité, il faut aussi reconnaître qu'on n'a pas jusqu'ici tenu assez compte de ce qu'enseignait la physiologie sur le sens de l'ouïe, surtout en matière thérapeutique. Que dit en effet la physiologie à ce sujet ? C'est que, si le toucher, le goût et l'odorat, s'opèrent par le contact direct avec l'organe sensitif lui-même du corps solide, liquide ou gazeux, dont les qualités sont à percevoir, il n'en est pas de même de la vue et de l'ouïe. Ces deux sens diffèrent essentiellement des trois autres en cela que les corps (la lumière ou le son) qui sont respectivement leur élément fonctionnel ont besoin de subir d'importantes modifications avant de se trouver en contact avec l'organe sensitif. Ici en effet la nature ne se contente plus d'une simple membrane pour recevoir des impressions aussi délicates, aussi fugitives que celles qui constituent la vue ou l'ouïe ; il a fallu qu'elle employât un appareil de concentration, afin de donner à des phénomènes, ou mieux, des agents aussi subtils que la lumière et le son, un degré d'intensité suffisant pour éveiller la sensibilité de nos tissus.

Aussi, si l'appareil préparatoire de la vision n'est autre chose qu'une chambre obscure à l'entrée de laquelle se trouve une lentille destinée à concentrer les rayons lumineux, qui, de cette manière, portent une impression plus vive et par conséquent une image plus nette sur l'épanouissement du nerf optique, qui est la membrane sensitive de l'œil ; de même l'appareil préparatoire de l'audition n'est qu'une machine à bruit qui répète les sons, les propage et en augmente l'intensité ; c'est un tambour dont la peau bien tendue communique directement avec la partie sensitive, qui est l'épanouissement du nerf auditif, au moyen d'une chaîne ou série de petites pièces solides.

Mais, de même que la lumière, pour atteindre son but, a besoin de ne trouver sur son passage que des corps assez transparents pour la laisser pénétrer jusqu'au fond de l'œil, de même le son, pour arriver de la caisse du tympan, ou tambour sur lequel il frappe, à la membrane chargée de le recevoir, a besoin d'un conducteur ; or ce conducteur est l'air que contient la caisse. Là est toute la question. Avant la découverte du conduit guttural ou de la trompe d'Eustache, les physiologistes et les physiciens supposaient que la caisse du tambour contenait un air *inné* d'une nature particulière, très-subtil, indispensable à la propagation des sons dans le labyrinthe. Ce fluide imaginaire, dont la formation et le renouvellement restaient inexpliqués, fut le sujet de beaucoup de discussions, jusqu'à ce qu'Eustache démontrât la communication naturellement établie entre l'extérieur et l'oreille moyenne, et prouvât par cette importante découverte que l'air atmosphérique occupe dans l'état normal toutes les anfractuosités de cette portion de l'organe auditif.

Or que cet air que contiennent naturellement la

caisse du tympan et les autres cavités de l'oreille interne vienne à faire défaut et ne se renouvelle pas au moyen de la trompe, qui est spécialement chargée de lui en fournir dans les mouvements de l'inspiration et de la déglutition, et alors l'audition, entravée dans une de ses conditions fondamentales, ne peut avoir lieu ou ne s'effectue qu'imparfaitement. La liberté de la trompe d'Eustache et par conséquent le renouvellement de l'air dans l'intérieur de l'oreille sont donc des éléments essentiels, indispensables même au fonctionnement de l'ouïe.

Sans nul doute l'ouïe peut fréquemment être lésée, la trompe d'Eustache étant parfaitement libre et l'air arrivant aisément dans l'intérieur de l'oreille pour s'y renouveler ; il serait absurde de prétendre le contraire. C'est ainsi que le conduit auditif externe, bouché par suite d'un vice congénital, par une tumeur quelconque, un polype, un corps étranger, etc., peut ne pas permettre aux ondes sonores d'aller frapper la membrane du tympan ; c'est ainsi que cette membrane elle-même peut être épaissie au point de ne pas vibrer suffisamment pour transmettre le choc reçu, ou perforée de telle sorte que ses débris ne puissent plus solliciter le jeu des osselets qui s'appuient sur elle ; c'est ainsi enfin que les parties constitutives de l'oreille interne peuvent faire en partie ou complétement défaut, ou ne pas recevoir la part d'influence nerveuse qui leur est nécessaire, comme cela arrive malheureusement dans les cas de

paralysie générale ou partielle, congénitale ou acci-
dentelle, etc. etc., toutes causes de surdité plus ou
moins complète qu'on ne rencontre que trop souvent
et dont nous avons nous-même recueilli un grand
nombre d'exemples.

Mais, quand la surdité survient en dehors des si-
gnes caractéristiques des divers états pathologiques
que nous venons d'indiquer sommairement (ce qui
arrive très-souvent); n'est-il pas rationnel de cher-
cher à savoir si le conduit auditif externe, autrement
dit la trompe d'Eustache, est libre? Alors, le plus
souvent aussi, on trouve l'arrière-gorge enflammée,
les amygdales tuméfiées, la muqueuse naso-pharyn-
gienne épaissie, engorgée ou portant des cicatrices
qui ont soit bouché l'ouverture de la trompe, soit
rendu ses parois adhérentes; en un mot, on trouve
un obstacle mécanique au renouvellement de l'air
que doit contenir l'oreille interne.

L'indication la plus importante, la seule même
qui se trouve dès lors à remplir, les accidents pathologiques concomitants étant combattus, n'est-
elle pas de favoriser ce renouvellement, et la raison
ne dit-elle pas de suite que les injections d'air par
la trompe sont non pas seulement utiles, mais un
moyen indispensable à cet effet? Or, ce que la théo-
rie indique à ce sujet, je puis revendiquer pour mon
père l'honneur d'avoir été reconnu par le premier
de nos corps savants, pour celui qui, avant tout
autre, l'a introduit dans la pratique, et en a sanc-

tionné les avantages par une série innombrable de
faits dans le cours d'une pratique de près de qua-
rante années.

Les injections d'air dans la trompe d'Eustache,
admises en principe comme méthode thérapeutique
dans les cas donnés, constituaient cependant, quelque conformes qu'elles fussent aux lois de la physiologie, une pratique trop en désaccord avec ce qui
avait été fait jusqu'alors, pour ne pas avoir suscité
des objections. On a d'abord nié qu'elles fussent pos-
sibles ; et quand cette possibilité fut établie par des
faits irrécusables, et dûment constatée par les corps
savants, on a paru craindre qu'une colonne d'air
poussée avec une certaine force dans l'intérieur de
l'oreille exerçât une action désorganisatrice sur les
parties délicates qu'elle contient ; et, quand on a été
forcé de reconnaître et d'avouer leur parfaite inno-
cuité, on a dit que l'air, n'étant pas par lui-même
un agent thérapeutique, ne pouvait exercer aucun
effet curatif, pas plus (ce sont les propres expres-
sions des opposants) que l'eau pure ne pouvait servir
à guérir une ophthalmie, si elle ne servait pas de
véhicule à quelque substance médicamenteuse. C'est
exactement comme si on eût dit qu'une fois une ca-
taracte enlevée, il est inutile, nuisible même de mettre l'œil en contact avec la lumière, puisque la lumière n'était pas un agent médicamenteux. Enfin,
éludant toujours la question physiologique, on a dit
que, si les injections ou douches d'air dans l'oreille

interne étaient données pour faciliter l'écoulement
des matières muqueuses ou purulentes que cette ca-
vité contient très-souvent à la suite des divers états
maladifs, elles étaient plus propres à refouler ces
matières contre les parois osseuses que de les en-
traîner au dehors; ce qui est diamétralement opposé
à ce que démontre l'expérience et à ce que fait
pressentir le raisonnement; car il est bien évident
qu'une colonne d'air poussée avec une certaine force,
pénétrant une masse de matières demi-liquides, doit
plutôt les délayer et les attirer vers une ouverture
déclive que la nature a destinée à leur écoulement,
que les rendre plus épaisses et les refouler.

Ce qu'il y a de plus extraordinaire dans tout cela,
c'est que ce sont précisément les praticiens qui ont
mis le plus de soin à reconnaître l'indispensable,
l'absolue nécessité de l'air dans l'intérieur de l'o-
reille pour l'audition, qui ont fait toutes ces objections. C'est ainsi que celui dont le nom a le plus
d'autorité dans la question, M. Itard s'exprime dans
son traité spécial (page 75) : « Il ne suffit pas que
les cavités de l'oreille soient libres de tout obstacle
pour que les sons y arrivent arrêtés par la cloison
tympanique; ils viendraient mourir au fond du conduit auditif, s'il n'y avait pas dans la caisse du tympan une certaine quantité d'air qui se charge des
ébranlements sonores imprimés à la membrane du
tympan, et qui les communique aux extrémités sen-
tantes du nerf auditif. » Et plus loin il ajoute, comme

conséquence de l'axiome physiologique qu'il vient
d'émettre : « Lorsque la trompe se trouve ainsi complétement fermée, il en résulte une surdité qui doit
varier selon les changements qu'éprouve la caisse par
la non-admission de l'air extérieur ; si celui qui s'y
trouve renfermé vient à être absorbé, le tympan se
remplit de mucus et l'ouïe se perd complétement. »
Nous ne pourrions, il faut en convenir, établir la nécessité des injections d'air comme moyen thérapeutique en termes plus clairs et plus concluants.

Tous les praticiens qui ne voient en cela qu'une
affaire de science, dégagée de toute question de po-
sition ou de personne, partagent aujourd'hui cette
opinion, que l'Académie des Sciences, appelée à apprécier les premiers travaux de mon père, avait
d'ailleurs depuis longtemps établie et rendue irré-
futable en s'exprimant ainsi : « Par ce procédé (les
douches d'air), on peut reconnaître l'état patholo-
gique de l'oreille moyenne en faisant attention : 1° à
la nature des bruits que l'opérateur peut apprécier
en appliquant sa propre oreille contre le pavillon
de celle du malade ; 2° en observant avec soin les
changements que ces injections produisent sur la faculté d'entendre; 3° en tenant compte de ces effets
sur la sensibilité..... M. Deleau met donc en évidence
tous les avantages que l'on peut tirer de son procédé
pour l'établissement du diagnostic et du pronostic
des affections de l'oreille moyenne. » Aussi, ce n'est
pas seulement comme moyen de diagnostic que les

douches d'air ont aujourd'hui pris rang dans la pratique, ainsi que le reconnaît Vidal (de Cassis), dans son *Traité de pathologie externe*, où il s'exprime ainsi (page 579) : «Ces données fournies par Laënnec ont surtout été fécondées par M. Deleau, qui s'est servi de l'introduction de l'air dans la trompe d'Eustache, non-seulement comme traitement, mais encore comme moyen de diagnostic. » Aussi aujourd'hui n'est-il pas un praticien, s'occupant comme spécialiste des maladies de l'oreille, qui ne se croie obligé de commencer un traitement avant d'avoir examiné le conduit auditif externe, sondé la trompe d'Eustache, quand il peut y parvenir, et fait une injection d'air. Si ce moyen est illusoire, leur dirons-nous, pourquoi l'employer; s'il est utile, pourquoi ne pas le reconnaître?

Comme nous employons très-souvent les douches d'air après avoir convenablement ouvert la trompe d'Eustache, dans les cas même où ce conduit s'est obstrué par une cause tout à fait étrangère à l'oreille interne, on pourrait, avec quelque apparence de raison, nous dire : «Puisque l'air se renouvelle naturellement et de lui-même dans l'intérieur de la caisse aussitôt que tout obstacle à son passage est levé, les douches sont dès lors inutiles et deviennent une superfluité qui ne peut que fatiguer les malades. » A cette objection, plus spécieuse que fondée, nous répondrons par ce fait irrécusable, que très-peu de malades chez lesquels le conduit a été obstrué par

une cause étrangère à l'oreille interne, un engorgement chronique des amygdales, par exemple, et qui
sont restés un temps assez long sous l'influence de
cette cause assez commune de surdité, recouvrent
immédiatement la plénitude de l'ouïe. La raréfac-
tion de l'air qui s'est nécessairement produite ne for-
mant plus un contrepoids suffisant à la colonne qui
frappe extérieurement la membrane du tympan, a
d'abord occasionné un gonflement de la muqueuse
qui nuit à la régularité du jeu des osselets ; ensuite
ces derniers, condamnés à l'inaction par la privation
d'un des éléments de leur fonctionnement, repren-
dront d'autant plus vite et plus sûrement leur jeu
naturel que, par des njections faites bien entendu
avec tous les ménagements convenables, on aurait
aidé l'air à pénétrer toutes les sinuosités où sa pré-
sence est nécessaire.

Quant à la prétention qu'on nous suppose, bien
gratuitement, de vouloir guérir toutes les surdités,
complètes ou partielles, congénitales ou accidentelles,
récentes ou anciennes, par les injections ou douches
d'air, nous la repoussons énergiquemeut et nous en
renvoyons l'absurde à ceux qui nous en gratifieraient
systématiquement. Nous sommes au contraire les
premiers à reconnaître qu'il est dangereux de les
mettre en usage lorsqu'une affection générale est
toujours prête à renouveler des inflammations, des
ulcérations ou des suppurations des organes de
l'ouïe. Dans ces cas, c'est contre cet état général et

les accidents qui en sont la conséquence que nous dirigeons d'abord les moyens de traitement indiqués par la science. Nous ne cherchons donc à faire prévaloir les douches en question que :

Comme un moyen qui peut devenir curatif par lui-même et par lui seul dans bien des cas ;

Comme un auxiliaire utile, indispensable même dans une foule de circonstances ;

Comme un mode d'exploration presque toujours nécessaire de l'oreille interne par la trompe d'Eustache, les autres moyens de diagnostic ayant échoué ;

Comme un moyen enfin qui permet, dès le début d'un traitement, de statuer sur la curabilité ou l'incurabilité d'une surdité, et délivre, dans bien des cas, les malades des tentatives aussi douloureuses qu'inutiles qu'on pourrait faire à leur égard.

Je pourrais, Messieurs, fournir à l'appui de ces propositions, qui sont pour moi des points de doctrine, une série d'observations qui les rendraient complétement irréfutables et qui prouveraient que les faits desquels on a cru pouvoir s'autoriser pour en amoindrir la portée ont été mal recueillis ou mal interprétés, mais, arrêté par la crainte d'abuser de la bienveillante attention que vous me faites l'honneur de m'accorder, je me borne à ce simple énoncé, et vous prie de m'accorder encore quelques instants pour vous soumettre nos moyens de faire parvenir nos douches d'air dans l'oreille moyenne.

Il en a été de la découverte de la trompe d'Eustache comme d'une foule d'autres choses : cette découverte faite, on fut un siècle à s'entendre sur ses véritables fonctions, et, ces fonctions reconnues, un siècle au moins s'écoula encore avant qu'on en déduisît des conséquences sérieusement applicables au traitement de la surdité.

Ce ne fut guère qu'au commencement du siècle dernier qu'on songea à diriger par cette voie des moyens de médication, et c'est par la bouche qu'on essaya de les faire pénétrer ; mais les premiers essais eurent si peu de résultats que les chirurgiens qui ont écrit au début de notre siècle, tels que Sabatier et Portal, doutaient qu'il fût possible d'injecter la trompe soit par le nez, soit par la bouche. C'est à Boyer que revient l'honneur d'avoir le premier démontré cette possibilité et d'avoir prouvé que les fosses nasales étaient la voie la plus sûre pour y parvenir (voyez la 1re édition de son *Traité des maladies chirurgicales*, qui a paru en 1818, tome IV, page 394). Il se servait pour cela d'un siphon d'étain ou d'argent de 10 à 12 centimètres de long, et de 4 millimètres environ de diamètre, dont les 3 derniers centimètres sont recourbés pour former avec le reste de la longueur un angle de 136 degrés. Quand le siphon était introduit, il lui adaptait une seringue remplie d'eau et faisait l'injection.

Les choses en restèrent là quelques années lorsque mon père, pour éviter aux malades les douleurs résultant de la pression d'un corps métallique sur des parties aussi sensibles, eut, dès ses premiers essais sur le traitement des maladies de l'oreille, l'idée de substituer aux sondes d'argent des sondes en gomme élastique. Cette substitution, toute rationnelle qu'elle fût, était en vérité trop simple pour être adoptée par les praticiens qui n'en avaient pas eu l'idée. On a dit, et on répète encore aujourd'hui, qu'une sonde de gomme élastique n'offrirait jamais la rigidité nécessaire pour une opération qui doit s'exécuter, autant que possible, sans tâtonnement, et, quand on fut obligé de reconnaître que ladite sonde, garnie d'un mandrin, avait la résistance d'une sonde d'argent, sans en avoir la dureté, on objecta que l'extraction du mandrin devait être douloureuse; enfin on finit par dire que cette extraction pouvait, dans bien des cas, faire sortir l'extrémité de la sonde du pavillon où elle se trouvait engagée; comme si on n'avait pas paré à la possibilité de cet inconvénient par un moyen quelconque de fixation de la sonde à la narine qui l'empêchât de dévier.

Mais un immense, inappréciable avantage des sondes flexibles, et qui tranche à lui seul toute la question, c'est la faculté qu'ont ces sondes de pénétrer de 7 à 8 millim. plus avant dans la trompe que les sondes métalliques. En effet, et ceci est tout à fait incontestable, comme celles-ci n'arrivent à l'embouchure de la trompe qu'à la faveur de leur courbure, il est évident qu'une fois qu'elles ont cheminé de 1 centimètre au plus dans le canal, leur

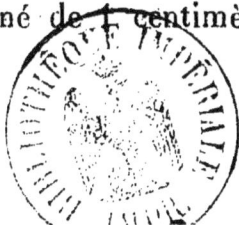

courbure devient un obstacle insurmontable à ce
qu'elles avancent davantage, tandis qu'en retirant
un peu le mandrin des nôtres, leur bout devenu libre se redresse pour suivre la ligne droite de ce
canal.

Aucune de ces objections n'est donc fondée; mais,
y en eût-il une d'admissible, qu'elle se trouverait
amplement compensée par l'avantage que nous venons de signaler, et par le peu de douleur, le peu de
gêne qu'occasionne une substance douce comme le
tissu en question, qui, une fois dégagée de son
mandrin conducteur, se moule sur les parties, sans
préjudice pour le canal dont elle est creusée, pour
laisser passer la substance à injecter. C'est aussi ce
que le plus simple raisonnement devait faire pressentir, et que reconnaissent de suite les malades qui
viennent à nous, après avoir eu recours aux praticiens qui agissent différemment.

Que les praticiens qui n'ont pas acquis par l'ha-
bitude la dextérité nécessaire en pareil cas, aiment
mieux se servir des sondes métalliques, nous le con-
cevons jusqu'à un certain point; mais le spécialiste
auquel l'opération est devenue familière, et qui aura
reconnu la nécessité de laisser un certain temps la
sonde à demeure, trouvera dans nos sondes flexibles,
qui se moulent exactement sur les parties, et en sui-
vent les diverses inflexions, d'immenses avantages.
Un de ces avantages consiste encore en ceci : 1° que
la sonde flexible, une fois introduite et fixée à l'aile

du nez par une petite pince, l'opéré peut remuer et
même ployer la portion de sonde qui reste visible à
l'extérieur, sans avoir à craindre la moindre bles-
sure; 2° que dans les cas de conformation vicieuse
des fosses nasales, ce qui est assez commun, elle
peut à l'instant même recevoir toutes sortes de
courbures.

Quant à la crainte qu'on semble avoir qu'en faisant pénétrer nos sondes, elles ne trouvent une telle
résistance de la part des parois du canal, que le
mandrin chemine seul, laissant le tube engagé der-
rière lui, ou bien que le mandrin, dans son retrait,
n'entraîne avec lui le bec de la sonde par l'inflexion
forcée qu'il lui communique en la parcourant de sa
courbure dans toute son étendue; quant à cette dou-
ble crainte, disons-nous, elle ne serait fondée que si
on supposait que le rapport de nos mandrins à nos
sondes n'a pas été assez bien calculé pour que les
premiers aient à la fois assez de force pour offrir
une suffisante résistance, et assez de liberté pour
avancer ou rétrograder aisément suivant le besoin.

Quoi qu'il en soit, aussitôt qu'il fut bien établi
qu'une sonde creuse pouvait être introduite dans le
pavillon de la trompe, on ne songea pas seulement
à faire parvenir par ce moyen des liquides ou des
substances gazeuses destinées à agir comme moyen
médicamenteux sur l'intérieur même de l'oreille,
mais on pensa aussi que des injections liquides pour-
raient détruire les obstacles que l'air rencontrait de

la part de la trompe à pénétrer dans cet intérieur,
en un mot, on crut pouvoir utiliser les injections
comme moyen désobstruant de la trompe. Mon père
aussi, dans le début de sa carrière, partagea cet es-
poir; mais une triste expérience lui apprit bientôt
combien il fallait en diminuer des succès attribués
à ce moyen employé, tant comme ressource médicamenteuse pour l'intérieur de l'oreille, que comme
agent désoblitérant, et il reconnut que de deux
choses l'une : ou bien les injections doivent être
poussées avec force pour vaincre l'obstacle, et alors,
comme le dit avec raison Vidal (de Cassis) : « Elles
agissent sur le tympan, sur les fenêtres rondes et
ovales, et peuvent ainsi nuire aux membranes délicates qui sont en rapport avec les ouvertures; ou
bien elles sont poussées avec douceur, et leur effet
devient nul pour l'obstacle, le liquide rétrogradant
entre les parois du canal et la sonde; bien plus,
ajoute cet éminent chirurgien, quand elles arrivent
jusqu'à l'intérieur de l'oreille, le séjour du liquide y
est toujours nuisible.

La possibilité de faire pénétrer nos sondes en
gomme élastique plus avant dans la trompe que les
sondes métalliques nous étant bien démontrée, et
constituant un fait désormais incontestable, nous
ne nous en sommes pas servi seulement dans les
cas d'embarras dans la trompe pour y faire parvenir
soit une colonne d'air, soit une bougie comme moyen
physique de dilatation, nous avons aussi pensé que

ces sondes nous fourniraient un moyen d'attaquer les rétrécissements du conduit auditif interne par la cautérisation, nous basant en cela sur les avantages qu'on retire de ce moyen dans le traitement des rétrécissements de l'urèthre.

La grande difficulté était de faire pénétrer le caustique dans l'étroit pertuis qui forme le tiers interne de la trompe. Dans les rétrécissements de l'urèthre, on cautérise généralement au moyen d'un morceau de nitrate d'argent placé dans une sonde fenêtrée ou bien déposée à l'extrémité de cette sonde ouverte de manière à y faire une légère saillie ; mais il est évident qu'un appareil de cette nature, s'il pouvait être introduit dans le pavillon ou même dans la portion cartilagineuse de la trompe, quelque mince qu'il fût, ne le serait jamais assez pour traverser la partie osseuse. Or voici comment nous opérons la cautérisation, ce à quoi se prêtent parfaitement nos sondes flexibles, et qu'on n'obtiendrait pas par les sondes métalliques :

Au lieu d'une bougie filiforme ou d'une corde à boyau, nous faisons glisser dans notre sonde conductrice, introduite au degré voulu, un fil d'argent très-fin, bien recuit et tourné en spirale, autour duquel nous enroulons un peu de coton imbibé, suivant le besoin, d'une solution ou de nitrate d'argent, ou de nitrate acide de mercure. Ce fil prenant, comme nous le savons, la direction du canal, s'y comporte absolument comme une bougie, et le cautérise directement s'il a besoin d'une véritable cautérisation, ou en modifie simplement la vitalité s'il n'y a qu'un engorgement chronique ou un simple embarras muqueux à combattre.

L'effet de cette cautérisation, employée surtout pour remplir la seconde des deux indications que nous venons de poser, a eu et a tous les jours entre nos mains des succès marqués ; je pourrais en donner ici des preuves irrécusables si je n'étais arrêté par la crainte de m'écarter des deux questions sur lesquelles j'ai voulu fixer plus spécialement votre attention : les avantages des douches d'air comme un agent essentiellement curatif dans bien des cas, et toujours comme un excellent explorateur de l'oreille interne ; et la substitution des sondes flexibles aux sondes métalliques sur lesquelles elles l'emportent surtout par la facilité qu'elles donnent de pénétrer plus profondément dans la trompe d'Eustache.

Je m'estimerais heureux, Messieurs, d'avoir pu vous démontrer que l'introduction de ces deux moyens dans la thérapeutique des maladies de l'oreille a imprimé une force nouvelle à cette branche importante de l'art, et votre approbation serait pour moi une honorable récompense des efforts que je ne cesserai de faire pour me rendre digne de l'héritage scientifique que m'a légué mon père.

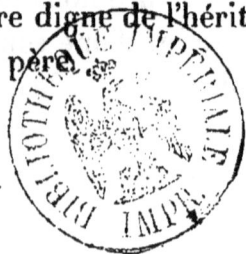